U0324987

循经取穴胶布疗法

（修订本）

于若木 著　陈茂燊 整理

中国中医药出版社

·北 京·

图书在版编目（CIP）数据

循经取穴胶布疗法 / 于若木著 . — 修订本 . — 北京：
中国中医药出版社，2021.8（2025.3重印）

ISBN 978-7-5132-6641-3

Ⅰ.①循…　Ⅱ.①于…　Ⅲ.①循经取穴－穴位治疗
Ⅳ.① R245.9

中国版本图书馆 CIP 数据核字（2021）第 003881 号

中国中医药出版社出版

北京经济技术开发区科创十三街 31 号院二区 8 号楼
邮政编码　100176
传真　010 64405721
天津裕同印刷有限公司印刷
各地新华书店经销

开本 880 × 1230　1/32　印张 3.5　彩插 0.5　字数 65 千字
2021 年 8 月第 1 版　2025 年 3 月第 5 次印刷
书号　ISBN 978-7-5132-6641-3

定价　39.00 元
网址　www.cptcm.com

服 务 热 线　010-64405510
购 书 热 线　010-89535836
侵 权 打 假　010-64405753

微信服务号　zgzyycbs
微商城网址　https://kdt.im/LIdUGr
官 方 微 博　http://e.weibo.com/cptcm
天猫旗舰店网址　https://zgzyycbs.tmall.com

如有印装质量问题请与本社出版部联系（010 64405510）

循经取穴
胶布疗法

于老木

2005·1·8

感谢再版于若木《循经取穴肢布疗法》 期盼实现母亲"把健康送给人民群众"心愿

陈元

第十二届全国政协副主席

于若木先生简历

1919 年 4 月出生于山东省济南市。1932 年考入山东省立第一女子中学。1935 年考入北平市立女一中高中，同年参加一二·九运动大游行。1936 年 1 月加入中国共产主义青年团，在中共北平市委领导下从事地下工作。1936 年 9 月转为中国共产党正式党员。1937 年 10 月奔赴延安抗日根据地，入陕北公学学习。1938 年 1 月入中共中央党校学习。1938 年 5 月至 1941 年初，在延安马列主义学院学习。1957 年 9 月至 1962 年初，在国家科委政策研究室工作。1964 年秋，任中国科学院植物园党总支书记兼副主任。1981 年初，任中共中央书记处研究室科技组顾问，开始对营养学进行调查研究。1983 年在中共中央机关刊物《红旗》杂志第 17 期上发表《营养——关系人民体质的大事》文章。1983 年秋，被中国食品工业协会聘为顾问。1984 年被中国未来研究会聘为顾问。1988 年被中国营养学会授予荣誉理事。1989 年 1 月被推举为中国学生营养与健康促进会会长。1991 年 7 月被中国保健食品协会聘为名誉会长。1993 年任国家食物与营养咨询委员会顾问。1996 年被中国绿色食品协会聘为名誉会长。2002 年 1 月任中国儿童中心儿童营养与健康研究中心专家委员会主任。2002 年 10 月任中国奶业协会顾问。2003 年 2 月任中国保健协会顾问。

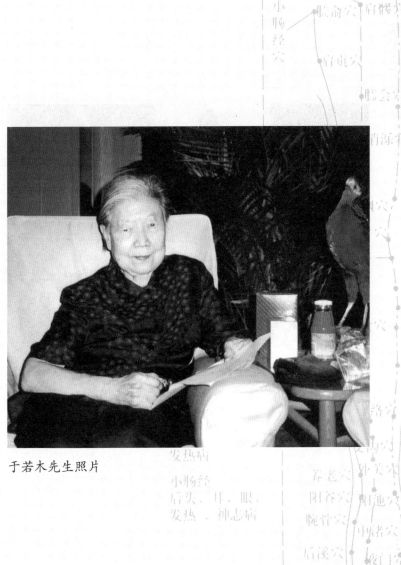

于若木先生照片

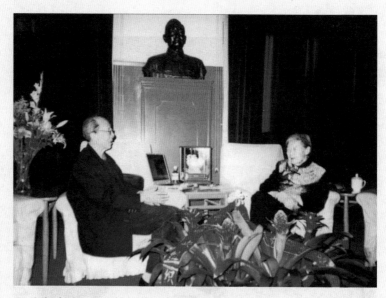

于若木先生与祝总骧教授亲切交谈

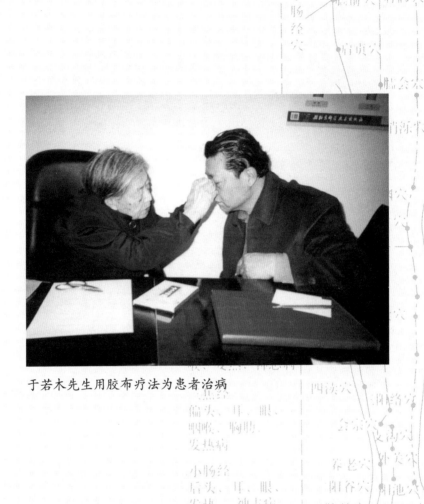

于若木先生用胶布疗法为患者治病

序一

　　于若木是我国著名营养家，是已故国家领导人陈云的夫人，第十二届全国政协副主席陈元的母亲。其创立的循经取穴胶布疗法，就是用伤湿止痛膏（或云南白药膏等）粘贴人体经络和穴位，治疗疾病的方法。利用药膏内含的中药成分来刺激穴位，疏通经络，促进血液循环，扶正祛邪，从而达到治疗疾病的目的。它是在中医经络、穴位疗法的基础上探索发展的一种新的治疗手法，具有四大优点：一是有效易学，即学即用，内病外治；二是操作方便，无疼痛感，无创伤；三是安全可靠，无毒副作用；四是广泛适用，费用低廉。

　　早在2500年前，《黄帝内经》就阐述了经络学的原理。概括说，经络是运行全身气血，联系腑脏肢节，沟通上下内外，调节各部分的通路。经络的功能是"决死生，处百病"，在人体通过"行气血，调阴阳"来发挥作用。

　　循经取穴胶布疗法以调动体内正气为主旨，使"通"成为治疗的第一要义。将药膏粘贴在身体相关部位的经络和穴位上，通过中药成分的刺激，从而激发相关经络、腑脏的活力，促进神经中枢发挥调节作用，使血液和淋巴循环加快，排除流通中的障碍，使"正气"战胜"邪气"，达到通经络、活气血、改善机体功能的目的，最终治愈疾病。

于若木先生《循经取穴胶布疗法》一书，自2005年第一次出版以来，广大群众爱不释手，现在书店已经买不到该书。陈茂桑自幼学医，精通中医学、经络学，多年临床使用循经取穴胶布疗法，对许多疾病确有很好的治疗效果。于是他征得于若木先生家人同意，重新整理出版这本书籍，陈元同志欣然同意，并为其题字：感谢再版于若木《循经取穴胶布疗法》，期盼实现母亲"把健康送给人民群众"心愿。国家中医药管理局局长于文明也给予大力支持，并请我为该书作序，我欣然接受。循经取穴胶布疗法为于若木先生首创，该疗法尊古而有阐发，对于经络理论的认识多有创见，是对中医经络理论的重要补充和发展，在理论及临床上均有重要意义。希望于若木《循经取穴胶布疗法》再版发行后让更多群众受益，造福社会，早日实现于若木先生提出的"把健康送给人民群众"的愿望。

中国工程院院士　国医大师　石学敏

2020 年 10 月

序二
中医经络医学的又一开拓应用

利用伤湿止痛膏，应用经络理论，提出用"循经取穴胶布疗法"治疗各种疾病，是于若木先生对我国现代传统医学的一个发展。此疗法简单、方便、价廉、灵验，意义重大，值得庆贺。

什么是经络？经络是中国古人的伟大发现。早在2500年前，中国的第一部医学经典《黄帝内经》就明确指出人体存在以十四条经脉为主线的网络，即经络系统。经络是人体的总调控系统。然而，直到今天，西方医学因经络"看不见，摸不着"且未能被发现，而拒绝承认经络的存在。

60年前，我在北京医科大学、中国协和医科大学从事西医生理科学教学和科研，也没认识经络。20世纪70年代，敬爱的周总理接待外宾，美国总统尼克松一行参观了针刺麻醉手术后感到震惊。此后，周总理指示我国学者要把针灸和针刺麻醉的理论说清楚。我们接受了这个任务，在中国科学院生物物理研究所从中医基础理论——经络学说开始研究，终于用三种生物物理学方法证实了古人发现的十四条经脉是具有高度定位性和精确性的科学（详情请参考《针灸经络生物物理学——中国第一大发明的科学验证》，祝总骧等著，北京出版社，1989 年）。接着，我们又根据《黄帝内经》关于经络具有"决死生、处百病"作用的论断，提出了"三一二"经络锻炼法。15 年的实践证明，锻炼经络确有防病治病、促进人人百岁健康的作用。

于老开展的"循经取穴胶布疗法"，不仅从另一方面同样证实经络有"行血气、营阴阳""决死生、处百病"的重大作用，而且还发展了中医经络的"药物归经"理论，提高了对民间各种疑难杂症的疗效，且无副作用，又节约医疗费，方法更简便。这是对中医经络医学的又一开拓应用，也为提高我国广大人民群众健康水平做出了贡献，尤其是对农村广大农民看病难的问题能够稍有缓解，体现了"三个代表""以人为本"和对人民的关怀。

在于老此书即将问世前夕，我欣然动笔祝贺，并热切盼望广大读者将这一既简便又科学的"循经取穴胶布疗法"付诸实践，相互传播，普及推广，发扬光大，促使我国早日进入百岁健康的时代，为国争光，造福人类！

中国科学院生物物理研究所
北京炎黄经络研究中心

祝总骧 教授

2005 年 2 月 4 日

序三
把健康作为礼物送给人民

我与于若木先生相识多年，习惯称她于老。

在我原来的印象中，于老是著名的营养学专家，她的营养学理念和实践闻名退迩，深得学术界景仰。老人家和蔼、亲切、平易近人，在我们晚辈面前，总像是一位慈祥的老妈妈。

然而，一次陪于老外出的偶然机会，让我领略了老人家的另一面。

那是坐在汽车上，我忽然咳嗽起来，看到于老坐在一旁，我不由有些不安，越是不想咳嗽，却越是止不住。于老发现了我的情况，和气地说："我来帮你治一治。"说罢，从随身携带的包里取出剪成小块的伤湿止痛膏胶布。

于老让我撩开衣袖，选择了手、腕、胳膊上的几处穴位，在每个穴位贴上一块拇指大的胶布，问我："感觉怎么样？"说来也怪，贴上胶布以后，我的咳嗽奇迹般地止住了。于老说，这是伤湿止痛膏胶布，她摸索多年了，用胶布贴在穴位上，让胶布的药力渗透进体内，能够治疗常见病。

这是我第一次接触于老的胶布疗法，虽然觉得挺神奇的，却还是有些将信将疑。过了不久，我的旧症复发，给了我领教于老的胶布疗法的新机会。十多年前，我的左手指受过伤，经常疼痛，虽曾到大医院治疗，还是不能痊愈，医生给我下了做手术也无法治愈的结论。这次又疼痛起来，于老知道后，又给我治疗。她在我手心、手背的劳宫穴贴上胶布，还在手指甲以下的手面也贴上。第一次贴上后，手指明显能够活动了。又经过三次贴穴治疗，困扰我多年的旧症竟然痊愈了。

以后我发现，于老不独对我，就是对其他素昧平生的同志，她也是热心治疗，我不止一次看到她耐心为患病的人士取穴贴胶布的情景。有一次，在我们办公室，需要取患者脚上的穴位，患者有些不好意思，于老却丝毫不在意，让患者取下袜子就治，全然没有一丝大专家的架子。据我所知，凡是经过于老的胶布疗法治疗的同志，都取得了明显的疗效。我开始由衷地信服于老的胶布疗法，遂询问起于老摸索这个疗法的始末。

于老出生在一个书香门第，早年投身革命以后，经历了在延安和其他革命老区的艰苦岁月。于老说，当时医疗条件很差，她既要照顾陈云同志，还要照顾一家人的健康。当年从延安到东北根据地去，路上走了半年，她带着三个孩子，学会了注射和一些中医经络知识。她还根据中医经络学的原理，探索循经取穴治病的简便途径。中华人民共和国成立后，医疗条件虽然好了，但于老没有停止用简便方法医治常见病的实践。

近年来，于老虽然年事高了，但对于循经取穴胶布疗法却愈发钟情。她常对我念叨，现在有不少医疗条件比较困难的人群，比如经济拮据的普通群众、缺医少药的农民、长年驻守边关的边防战士，胶布疗法对这些人群很有用处，花不多的钱，用简便的方法，就能治常见病。即使是对身居领导层、管理层的人士和白领阶层，简便易行的治病方法也有益于他们节省时间，提高工作效率。

于老还说，现在人民群众生活质量普遍提高了，大家都很关注健康。她用胶布疗法给患者治病，帮助他们祛除病痛，送去健康，是最受大家欢迎的礼物。所以，她不但没有放松胶布疗法的探索与实践，还与著名经络学专家祝总骧教授进行学术交流，联手搭建提高人民身体素质的新平台，并期盼能把她摸索出的循经取穴胶布疗法的成果整理成书，传播于世，造福于更多的苍生。

听了于老的这些话语，我是很感动的。旧时代郑板桥的"卧听衙斋萧萧竹，疑是民间疾苦声"的诗句，曾经感染过多少老百姓。而我们尊敬的于老，一位社会地位很高、已届耄耋之年的老共产党员、老专家，没有沉浸于个人安度晚年，而是心里装着人民群众，一心想着救死扶伤、治病帮人，爱民、利民、便民，这种高尚的精神境界和人道主义情怀，岂不更让我们受到感染！这不就是以人为本，代表着最广大人民的根本利益吗！于老身上凸显的人文关怀，在这一元复始之时，多么像一股吹拂我们身心的浓郁春风！

值此《循经取穴胶布疗法》即将付梓之际，写了上面这些话，既是感怀，也是介绍，目的是想让更多的人士，与我一样感受于老带给人们的温爱。

东方明昱

写于 2005 年 2 月 23 日　农历元宵节

目　录

一、为什么摸索循经取穴胶布疗法

　　身体免疫力低下，感冒了却不能随便吃药，该怎么办？由于某些特殊原因而不宜吃药，却着凉咳嗽了，该怎么办？旅途之中，该如何应对突发的肠胃不适？生活在缺医少药的农村或边远山区，该如何消除常年腰腿疼痛的困扰？

　　……

　　这些都是我们在生活中随时随地会遇到的难题，它们看上去好像只是一些微不足道的小事，却会给人们的工作、生活带来诸多不便，甚至痛苦。再往大处说，有些地方医疗费用居高不下，从治疗技术层面有没有可能想些办法呢？

　　中医经络穴位治疗疾病的奇效可谓是家喻户晓，其实，对一些平时多发的常见病，人们在日常生活中原本能够就地取材，我们为什么不能应用中医经络穴位疗法及时进行自我治疗，从而减轻病症，控制病情，恢复健康呢!

从这些实际考虑出发,我在多年的生活实践中,将自己积累的医学知识与生活经验相结合,逐渐摸索出了一套循经取穴胶布疗法,其方便易学,疗效明显,可谓是老少皆宜,广泛适用,特别是对于工薪阶层和缺医少药的偏僻农村来说,更是非常实用。

摸索出循经取穴胶布疗法,我本人首先是受益者。我时常琢磨自己的疾病。有一次做了手术,为了加快伤口愈合,术后通过胶布疗法很见效果。有时候我夜里没睡好,白天发困乏力,我又用胶布疗法,很快就有精神了。3月21日是世界睡眠日。据最新资料,我国约有4亿成年人有睡眠障碍,其中半数病情较重。目前,睡眠医学作为一门新兴交叉学科正在全球兴起,国际医学公认与睡眠相关的疾病达八十多种。人体的免疫力是在睡眠中产生的,所以睡眠与人的健康息息相关。我们用小小的药性胶布贴在10个手指尖的十宣穴上,即可安然入睡,而且少起夜,没有任何副作用。这样,治自己病有效,帮别人治病也有效,上万次的治疗实践,更坚定了我运用胶布疗法的信心。

随着人民群众生活质量的提高,人们越来越关注健康,亲朋好友见了面,时常询问的就是对方的健康。所以,送给人们健康,大概是最受欢迎的礼物。我摸索循经取穴胶布疗法，编撰这本小册子，都是为了给人民群众送去健康，提高我国人民的身体素质。

读者朋友，当您遇到常见病痛时，不妨"查询"一下这本小册子，也许它会帮您有效祛病，健身强体，节省下宝贵的时间和一些不必要的开支！

当然，本书中的医疗方法多适用于普通的常见病症，患了急症、重症的患者还是应当及时去医院治疗，以免贻误病情。

二、什么是循经取穴胶布疗法

循经取穴胶布疗法，就是用伤湿止痛膏（或云南白药膏、通络祛痛膏等）粘贴人体经络和穴位，治疗疾病的方法，即根据患者的病情，将普通的伤湿止痛膏粘贴在患者身体相关部位的经络、穴位上（例如手足及面部、颈部、脊背等处），利用其内含的多种中药成分来刺激穴位，疏通经络，促进血液循环，扶正祛邪，从而达到治疗疾病的目的。它是在中医经络、穴位疗法的基础上探索发展的一种新的治疗手段。

实践证明，循经取穴胶布疗法具有四个优点：

第一，有效易学，即学即用，内病外治。

这种疗法不用去医院，不需要专业医护人员和医疗器具，仅以伤湿止痛膏为治疗工具。作为最普通的橡胶膏外用药，伤湿止痛膏在城乡大小药店、医院、医务室均可以找到，而且价格便宜，需要时剪下一小块，根据病情按照本书的治疗方法，在选定的经络、穴位上粘贴即可几分钟见效，顶多数小时就可达到比较明显的疗效。

第二，操作方便，无疼痛感，无创伤。

生病去医院诊治，不免要打针吃药。但是有些人（例如幼儿）往往害怕打针，又不愿吃药，以至于没有得到及时的治疗，从而使身体饱受疾病折磨。有的人由于体质原因，不宜打针，或被限制服用某些药品，使病情不能得到及时的控制。由于本疗法是通过在特定经络、穴位上粘贴伤湿止痛膏，进而达到刺激穴位的效果，治疗过程中几乎不会对身体造成任何痛苦或不适，不会出现创伤。

第三，安全可靠，无毒副作用。

随着西医学的发展，诸多生物和化学领域的成果被运用到药品当中。俗话说："是药三分毒。"因此，往往在治疗某种疾病的同时，又给人体带来了某些毒副作用，有的还相当严重。中医经络、穴位疗法是通过刺激穴位达到治疗疾病的目的，与口服药物相比更为安全可靠，即便粘贴穴位不很准确，也不会有任何不良作用。这是本疗法的突出特点。

第四，自助治病，费用低廉。

不需去医院，不用花费医疗、交通等费用，只需备些伤湿止痛膏、云南白药膏、通络祛痛膏、狗皮膏等，就能有效治疗常见病，做到花钱不多，足不出户，手到病除。因此，可以说它是一种广泛适用的自助治疗方法。

三、循经取穴胶布疗法治病原理

循经取穴胶布疗法来源于中医经络、穴位疗法。中医学认为，人体脏腑与四肢、五官都有经络相联系，各经络上都有序排列着许多孔穴，也就是穴位，它们都有自己的名称。这些穴位在外部刺激下，除能治疗局部和邻近部位的病症外，还有主治本经络脏腑病症的作用。

早在两千五百年前，我国古代先哲就完成了《黄帝内经》这部中医学巨著。《黄帝内经》最早阐述了经络学的原理，概括地说，经络是运行全身气血，联系脏腑肢节，沟通上下内外，调节体内各部分的通路；经络的功能是"决死生，处百病"，它在人体通过"行血气，调阴阳"来发挥作用。用今天的话来说，就是通过气血循着经络通路的健康运行，促使身体的机能达到平衡，进而实现防病祛病、强身保健的目的。

中国著名经络学专家祝总骧教授与他的同事们，在中国科学院生物物理研究所、北京炎黄经络研究中心潜心研究二十多年，证实了中国古代先哲发现并创立的经络学是高度精确、具有科学根据的理论。他们运用生物化学、生物物理、电子学、声学等多种学科的现代检测和实验手段，揭示了人体经络线的分布位置，提出"经络是多层次、多功能、多形态立体结构的调控系统"的理论，并将研究成果运用于临床，取得了明显的疗效。

循经取穴胶布疗法的治病原理，正是遵循了中医学、经络学的基本理论，在常见病治疗方面为祝总骧教授等专家们的探索做了补充。大家知道，针灸疗法、按摩疗法、刮痧疗法、拔火罐疗法、艾灸疗法、耳针疗法、梅花针疗法、点穴疗法和经络锻炼法，都是在经络和穴位疗法的基础上产生的。这些中医学的外治法（内病外治），是我国早期医学的发明，是祖国医学宝库中的重要组成部分。它们在历经了千百年经验的积累和传承后，形成了我国独有的一种专门学科并沿用至今，都是现代中医学中常用的治疗方法。循经取穴胶布疗法继承中医学、经络学理论，保护中医学的外治疗法，进而使其更有效、更安全、更方便，更好地为广大患者服务。

中医学认为，人体致病因素很多，但不外乎内伤和外感两大类。内伤包括喜、怒、哀、乐、恐、惊等，以及个人饮食不慎、疲劳过度等。由于上述某种原因导致的身体不适，属于内在防御能力降低，中医学称之为正气不足。这是身体产生疾病的内在因素。外感包括风、寒、暑、湿、燥、火等，这是外部"邪气"侵扰身体。"邪气"是身体产生疾病的外在条件。内因通过外因起作用，从而导致了人体疾病的产生。因此，治疗疾病的过程，就是"正气"与"邪气"在一定条件下斗争的反应。在发病学上，中医特别强调人的内在因素，即重视人体的正气。

循经取穴胶布疗法正是以调动体内正气为主旨，使"通"成为治疗的第一要义。将伤湿止痛膏粘贴在身体相关部位的经络、穴位上，通过紧紧贴在皮肤表面的这块橡胶膏内所含的多种中药成分刺激选定的经络、穴位，从而激发相关经络、脏腑的活力，促进神经中枢发挥调节作用，使血液和淋巴液循环过程加快，排除流通中的障碍，使"正气"战胜"邪气"，达到通脏腑、活气血、舒经络、改善机体功能，最终治愈疾病的效果。

循经取穴胶布疗法与其他经络和穴位疗法一样，具有调节神经系统、心血管系统、消化系统和内分泌系统的功效。此方法没有固定的模式，经络、穴位的配置可以根据患者的症状和病情，因人制宜，实事求是，对症操作，灵活适用，努力实现最佳的治疗效果。

四、循经取穴胶布疗法取得疗效

在十多年里，著者在自身、家人和身边工作人员、亲友、同志中，依据中医药经络学和穴位学，循经取穴，对症治疗，在医治一些常见病方面取得了较好的效果，积累了上万例治疗实践，有的甚至取得了意想不到的疗效。仅举几例：

李小姐（21岁，普通工作人员）：近年严重失眠，每晚12点左右才能入睡，3点钟就醒了，整日昏沉沉，既影响工作，又导致心情很差。用胶布疗法治疗，在十宣穴（手指尖）贴小方块药用胶布，当晚就能安然睡到天亮，现已坚持数月，效果显著。

陈女士（47岁，领导干部）：过去两年多时间里，经常生口疮，吃药治疗，时好时犯，很怕反复多了会发生癌变。从去年上半年开始，每晚坚持在兑端穴和地仓穴粘贴伤湿止痛膏（兑端穴粘一小长条，地仓穴两处均为小方块），至今没有再生口疮。

王女士（82岁，老干部）：在参加会议时，连续咳嗽不止，曾去医院治疗，服药多次不见好转。著者当即剪了几小块伤湿止痛膏，给她粘贴在少商穴、鱼际穴、列缺穴、孔最穴、曲池穴、天突穴等处，当时见效。隔日再换伤湿止痛膏，逐渐痊愈。

周女士（42岁，公司管理者）：十多年前乘飞机时，被别人取箱子撞伤左手指，经常疼痛，严重时双手无法拧毛巾，曾到大医院请骨科专家诊治，被告知该症系屈指肌腱鞘炎，即使做手术也难治愈。著者将伤湿止痛膏剪成小长条，粘贴在患者左手指甲以下的手背上，并且在手心、手背两处劳宫穴粘贴小块伤湿止痛膏，并用热袋敷其手心，以加快治疗效果。经过第一次治疗后，患者左手指即可活动自如。继续治疗3次后痊愈，经常挥杆打高尔夫球。

官先生（52岁，农民）：2003年下半年患前列腺炎，小便困难，排便疼痛，不能下地活动。来北京某医院就医，月余不见效果。著者将伤湿止痛膏剪成小方块，让该患者粘贴在气海穴、关元穴、十宣穴、印堂穴、足三里穴、涌泉穴等处，每天换 1 次新的伤湿止痛膏。三四天后，效果出现了，患者小便开始畅通，而且再没有疼痛感，全身也有了力气，现在已经可以下农田劳动。

本书是以自学自用为目的的普及性读本，著者力图深入浅出地向读者介绍循经取穴胶布疗法及其相关的知识，还配以介绍相应的常用穴位及其主治病症图解，使读者看过就可以学懂、学会。由于著者的中医学知识和治疗经验有限，书中内容若有不当之处，敬请批评指正。

五、常见病症治疗

1. 感冒初期、咳嗽

穴位：迎香穴、太阳穴、劳宫穴、印堂穴、少商穴、鱼际穴、列缺穴、孔最穴、曲池穴。

方法：将药用胶布剪成长宽各 1cm 小方块粘贴穴位，12 小时以后取下，隔 1 天按原穴位再贴一两次。

验案：陈先生患感冒初起，频流鼻涕，感觉十分难受。第一次用胶布疗法以后，感到明显好转，治疗 3 次后已康复。

王女士咳嗽多日，虽去医院诊治、服药，依然咳声不断。第一次用胶布疗法后，立即见效。第二次治疗后，效果更加明显，完全止住了咳嗽。

图　解

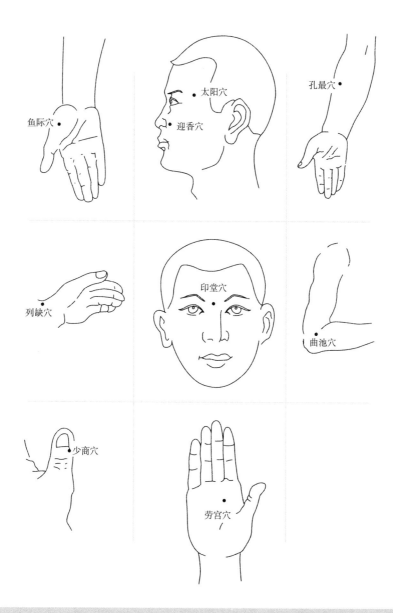

鱼际穴

太阳穴

迎香穴

孔最穴

列缺穴

印堂穴

曲池穴

少商穴

劳宫穴

2. 头痛

穴位：印堂穴、太阳穴、合谷穴、劳宫穴、神门穴、涌泉穴、足三里穴。

方法：用药用胶布小方块粘贴穴位，12 小时以后取下，间隔 12 小时再贴一两次。

验案：李女士经常犯头痛，十分痛苦，有时一连几天不能正常工作。第一次用胶布疗法后，症状明显减轻，经过 5 次治疗后痊愈。

图　解

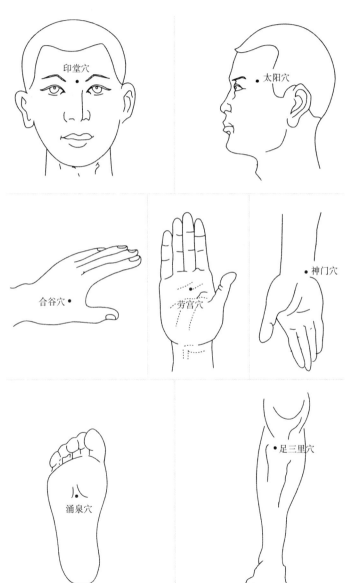

印堂穴

太阳穴

合谷穴

劳宫穴

神门穴

涌泉穴

足三里穴

3. 胃痛

穴位： 四缝穴、中脘穴、膻中穴、足三里穴、手三里穴。

方法： 将药用胶布剪成 0.3cm×1.5cm 长条块 8 条，分别粘贴在双手四缝穴的穴位上，再剪长宽各 1.5cm 小方块粘贴其余穴位，10 小时以后取下。

验案： 于先生长期患有胃病，犯病时疼痛难忍，不能正常饮食。第一次用胶布疗法后明显好转，经过 6 次治疗，已经初步治愈。

图 解

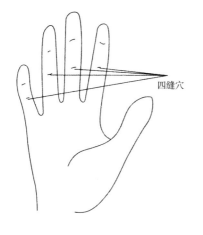

四缝穴

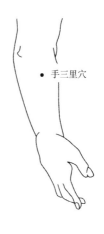

• 手三里穴

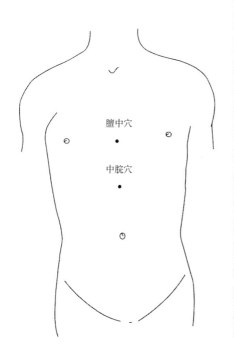

膻中穴

中脘穴

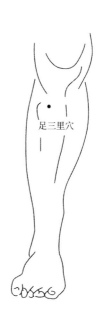

足三里穴

4. 呕吐

穴位： 内关穴、天枢穴。

方法： 用药用胶布小方块粘贴穴位，10 小时以后取下。

验案： 郑女士由于平时饮食不谨慎，出现间断呕吐现象。用胶布疗法治疗，一次见效并治愈。

图 解

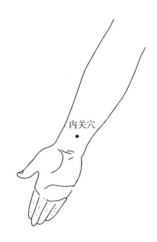

内关穴

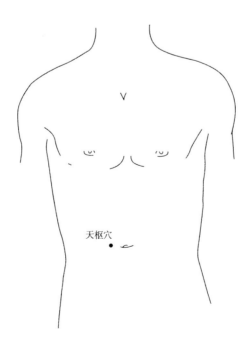

天枢穴

5. 咽喉痛

穴位： 涌泉穴、百劳穴、肺俞穴、天突穴、大椎穴、合谷穴、印堂穴、少商穴、鱼际穴、列缺穴、孔最穴、曲池穴。

方法： 用药用胶布小方块粘贴穴位，10小时以后取下。

验案： 张女士因工作压力大，着急上火，导致咽喉痛，痛苦之极。用胶布疗法治疗，第一次后明显好转，3次治疗后治愈。

图　解

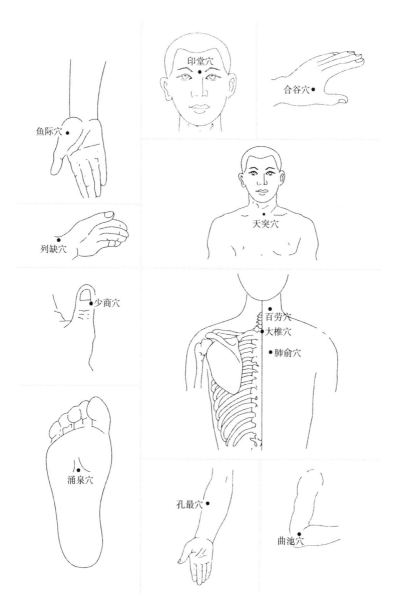

鱼际穴

印堂穴

合谷穴

列缺穴

天突穴

少商穴

百劳穴
大椎穴
肺俞穴

涌泉穴

孔最穴

曲池穴

6. 咽炎

穴位： 合谷穴、鱼际穴、天突穴、大椎穴。

方法： 用药用胶布小方块粘贴穴位，10小时以后取下。

验案： 王先生长期吸烟，而且吸烟量大，故经常患咽炎。用胶布疗法治疗，1次明显见轻，5次后治愈。

图　解

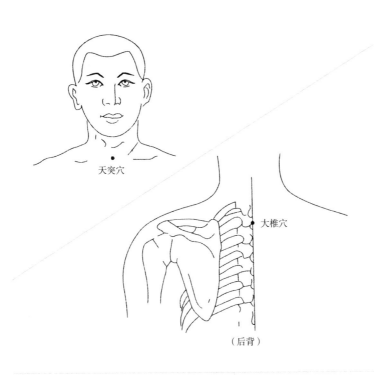

天突穴

大椎穴

（后背）

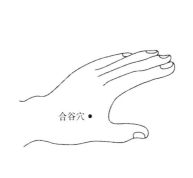

合谷穴

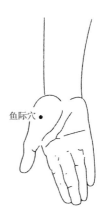

鱼际穴

7. 鼻炎

穴位： 印堂穴、迎香穴、内关穴、大杼穴、风门穴。
（肺俞穴、膏盲穴、脾俞穴、肾俞穴备用，
症状重时用）

方法： 用药用胶布小方块粘贴穴位，10 小时以后
取下。

验案： 白女士随着气候的变化，经常犯有阶段性
鼻炎，感觉很烦恼。第一次用胶布疗法治
疗后，明显好转，4 次后基本痊愈。

图　解

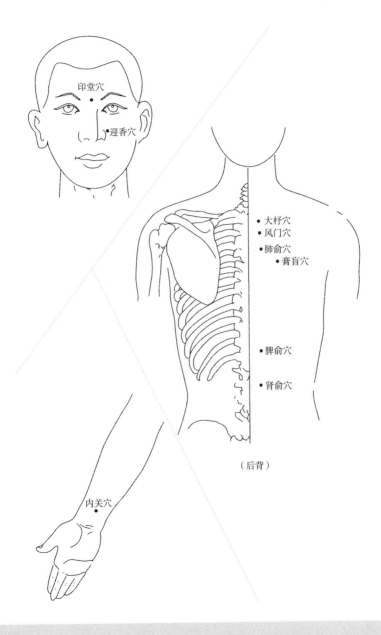

印堂穴

迎香穴

大杼穴
风门穴
肺俞穴
膏肓穴

脾俞穴

肾俞穴

（后背）

内关穴

8. 鼻出血

穴位： 太冲穴、商阳穴、迎香穴、孔最穴。

方法： 用药用胶布小方块粘贴穴位，10 小时以后取下。

验案： 王女士经常出现鼻子流血的现象。经过胶布疗法治疗，3 次后基本治愈。

图 解

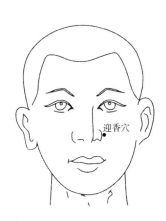

迎香穴

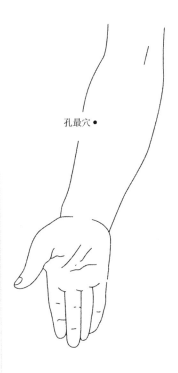

孔最穴

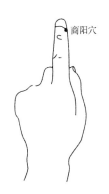

商阳穴

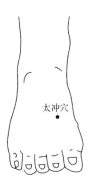

太冲穴

9. 牙痛

穴位： 颊车穴、印堂穴、合谷穴、劳宫穴、十宣穴（手指尖）、牙痛穴。

方法： 用药用胶布小方块粘贴穴位，用药用胶布长条块粘贴手指尖，10小时以后取下。

验案： 杜先生每次着急上火都引起牙痛，到医院治疗也未能解决问题。用胶布疗法治疗，3次后明显好转。

图 解

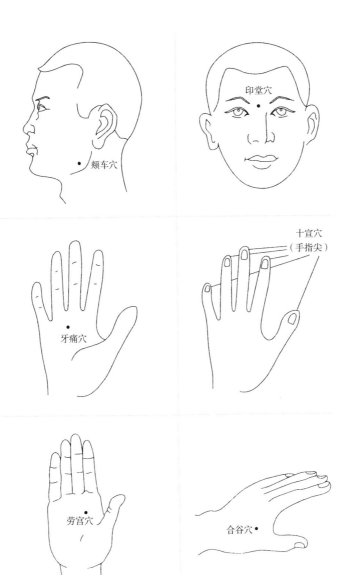

颊车穴

印堂穴

牙痛穴

十宣穴
（手指尖）

劳宫穴

合谷穴

10. 中暑

穴位：太阳穴、神阙穴、天枢穴、气海穴、关元穴。

方法：用药用胶布小方块粘贴穴位，10 小时以后取下。

验案：何女士因天气炎热，身体虚弱，夏日里不时出现中暑现象。用胶布疗法治疗，1 次明显减轻，3 次后基本治愈。

图 解

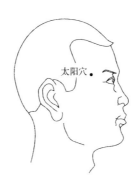

太阳穴

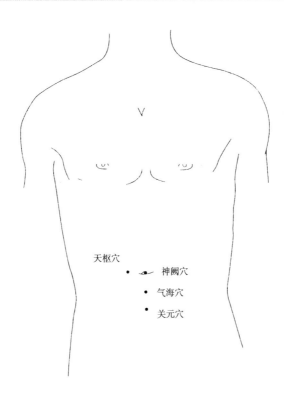

天枢穴

神阙穴

气海穴

关元穴

11. 口舌生疮

穴位： 兑端穴、地仓穴、中脘穴、足三里穴、印堂穴、承浆穴。

方法： 每晚睡觉前，将药用胶布剪成长宽各 0.8cm 的小方块，粘贴在地仓穴，即两个嘴角各贴一块。同样的小方块贴兑端穴（上嘴唇边）、中脘穴、足三里穴、印堂穴、承浆穴，10 小时以后取下。

验案： 陈女士两年来经常患口腔溃疡，虽然服药，疗效不明显，而且连续口腔溃烂，很是苦恼。用胶布疗法治疗，2 次后好转，已坚持近半年，未再发病。

图　解

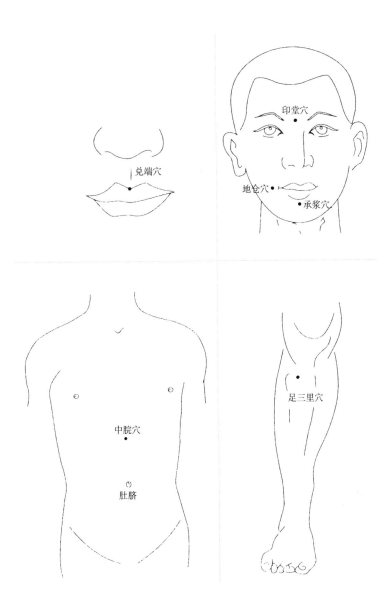

兑端穴

印堂穴

地仓穴

承浆穴

中脘穴

肚脐

足三里穴

12. 打嗝儿

穴位： 印堂穴、天突穴、膻中穴、中脘穴、劳宫穴、足三里穴、地仓穴。

方法： 用药用胶布小方块粘贴穴位，10小时以后取下。

验案： 孙先生在旅途中由于吃饭没注意，引起间断性打嗝儿。用胶布疗法治疗，1次后打嗝儿症状消失。

图　解

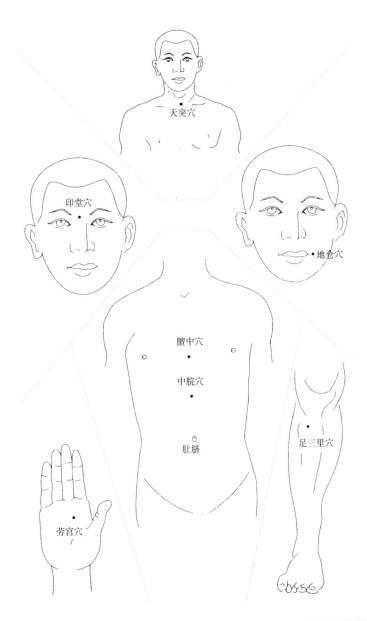

天突穴

印堂穴

地仓穴

膻中穴

中脘穴

肚脐

足三里穴

劳宫穴

13. 失眠

穴位: 十宣穴、神门穴。

方法: 用药用胶布长条块粘贴穴位,早上醒来时取下。

验案: 陈女士长期患神经衰弱,经常失眠,精神萎靡,影响正常生活。用胶布疗法治疗,1次后明显好转,坚持治疗2个月后睡眠基本正常。

图　解

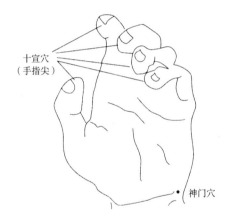

十宣穴
（手指尖）

神门穴

14. 神经衰弱

穴位： 人迎穴、复溜穴、膏盲穴。

方法： 用药用胶布小方块粘贴穴位，10 小时以后取下。

验案： 李女士长期患有神经衰弱，精神不振，影响工作。用胶布疗法治疗，1 次后明显改善，坚持治疗一个半月后趋于正常。

图　解

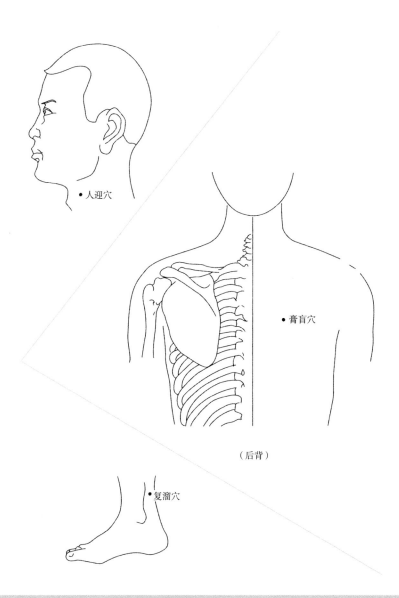

• 人迎穴

• 膏盲穴

（后背）

• 复溜穴

15. 便秘

穴位：涌泉穴、照海穴。

方法：用热水泡脚后，在脚底后跟 1/4 处贴 6cm×1cm 胶布；同时，用药用胶布小方块粘贴涌泉穴和照海穴，24 小时后即解大便。

验案：陈老先生常年卧床，大便很不正常，影响身心健康。用胶布疗法治疗，3 次后明显好转，5 次后趋于正常。

图 解

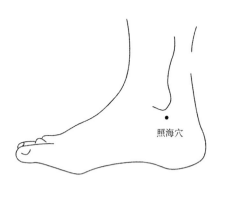

照海穴

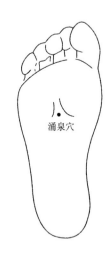

涌泉穴

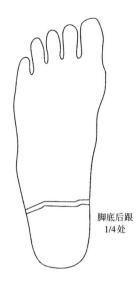

脚底后跟
1/4处

16. 耳鸣

穴位： 听会穴、中渚穴、侠溪穴。

方法： 用药用胶布小方块粘贴穴位，10 小时以后取下。

验案： 姚女士长期患有耳鸣，影响工作。用胶布疗法治疗，两次后症状明显减轻，6 次后基本正常。

图　解

图　解

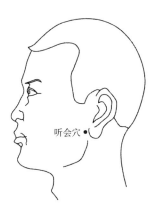

听会穴

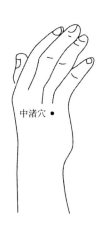

中渚穴

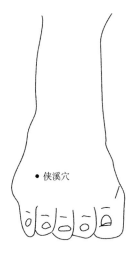

侠溪穴

17. 屈指肌腱鞘炎

穴位： 劳宫穴（手心、手背）、八邪穴。

方法： 将药用胶布剪成长条块粘贴以上穴位，并且用热袋敷在手心。

验案： 周女士十多年前左手指受伤，经常疼痛，影响工作和生活，曾到大医院治疗十多次，医生认为手术也难以治愈此病。第一次用胶布疗法治疗以后，手指明显活动自如，信心增强，3次治疗后更为好转，3个月后彻底治愈。

图 解

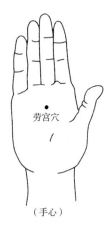

（手心）

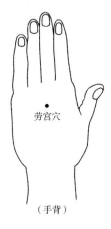

（手背）

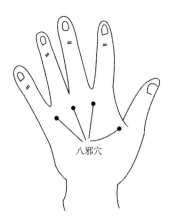

18. 腕关节痛

穴位： 阳池穴、阳溪穴。

方法： 用药用胶布小方块粘贴穴位，10 小时以后取下。

验案： 李先生在体育运动中不慎扭伤腕关节，非常疼痛，影响工作。用胶布疗法治疗，2 次后明显好转，5 次后基本正常。

图　解

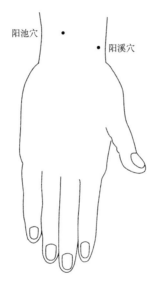

阳池穴

阳溪穴

19. 肘痛

穴位：尺泽穴、太渊穴。

方法：用药用胶布小方块粘贴穴位，10 小时以后取下。

验案：田先生长年从事体力劳动，患有肘痛，十分痛苦。用胶布疗法治疗，2 次后明显好转，4 次后已经基本正常。

图　解

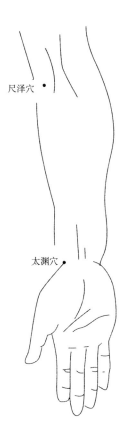

尺泽穴 ●

太渊穴 ●

20. 网球肘

穴位：曲泽穴、少海穴、小海穴、臂臑穴、手三
里穴、曲池穴。

方法：用药用胶布小方块粘贴穴位，10 小时以后
取下。

验案：游先生由于长年劳累，患了网球肘伤病，
夏天不敢穿短袖衣衫。用胶布疗法治疗，
2 次后明显改观，4 次后基本恢复正常。

图　解

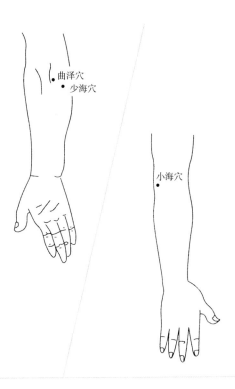

曲泽穴
少海穴

小海穴

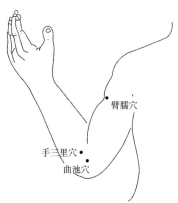

臂臑穴

手三里穴
曲池穴

21. 落枕

穴位： 天柱穴、肩并穴、悬钟穴、后溪穴。

方法： 用药用胶布小方块粘贴穴位，10 小时后取下。

验案： 吴先生由于睡觉时姿势不对，引起落枕，非常痛苦。用胶布疗法治疗，2 次后恢复正常。

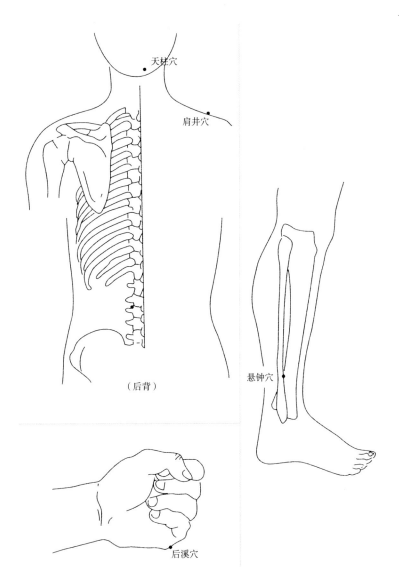

图 解

天柱穴

肩井穴

（后背）

悬钟穴

后溪穴

22. 肩痛

穴位：云门穴、天容穴、秉风穴、肩井穴。

方法：用药用胶布小方块粘贴穴位，10 小时以后取下。

验案：徐女士因为劳动强度较大，引起肩痛。用胶布疗法治疗，2 次后明显好转，4 次后已经恢复正常。

图　解

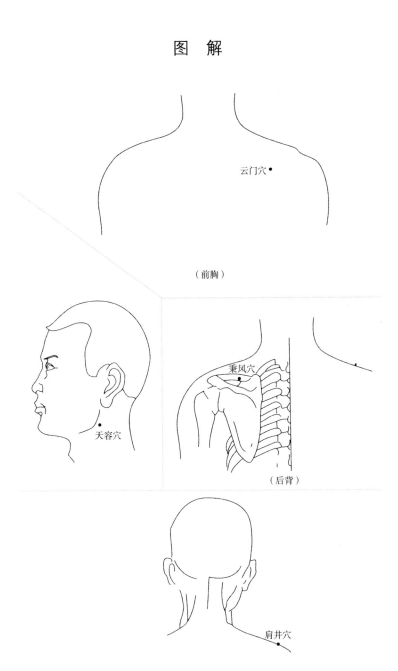

云门穴●

（前胸）

秉风穴

●天容穴

（后背）

肩井穴

23. 膝痛

穴位: 血海穴、梁丘穴、足三里穴、委中穴、承山穴、犊鼻穴。

方法: 用药用胶布小方块粘贴穴位，10 小时以后取下。

验案: 孙先生体育锻炼过力，引起膝痛。用胶布疗法治疗，2 次后症状减轻，5 次后基本治愈。

图　解

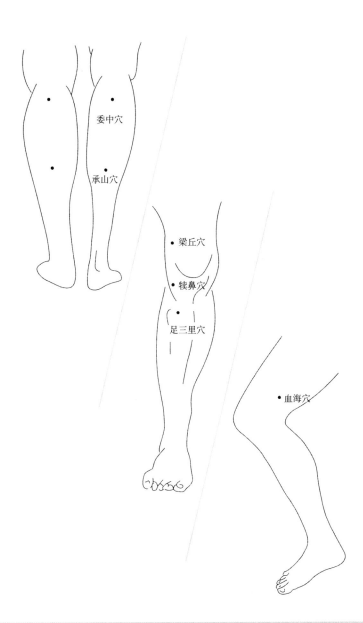

委中穴

承山穴

梁丘穴

犊鼻穴

足三里穴

血海穴

24. 肩背痛

穴位： 风门穴、风池穴、昆仑穴、肩髃穴、肩井穴。

方法： 用药用胶布小方块粘贴穴位，10 小时以后取下。

验案： 王女士劳累过度，引起肩背痛。用胶布疗法治疗，2 次后明显好转，5 次后已经治愈。

图 解

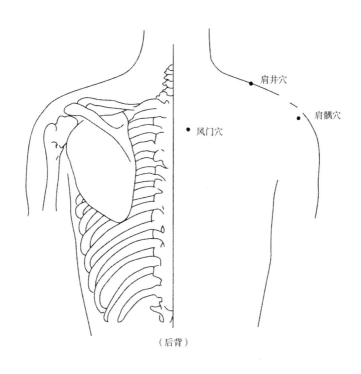

（后背）

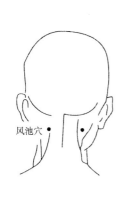

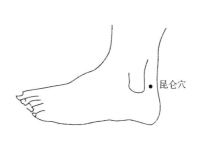

25. 腰痛

穴位： 命门穴、肾俞穴、大肠俞穴。

方法： 用药用胶布小方块粘贴穴位，10 小时以后取下。

验案： 吴先生因过度劳累，患有腰痛病，长期痛苦不堪，影响工作。用胶布疗法治疗，2 次后症状减轻，5 次后趋于正常。

图　解

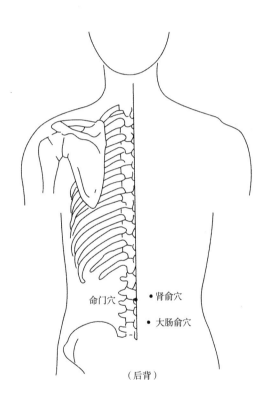

命门穴　● 肾俞穴

● 大肠俞穴

（后背）

26. 乘飞机头痛

穴位: 合谷穴、足三里穴、涌泉穴、劳宫穴、太阳穴、印堂穴、神门穴。

方法: 用药用胶布小方块粘贴穴位，10 小时以后取下。

验案: 张先生出差，在飞机下降时，剧烈头痛，异常难受。贴胶布后，一点也不头痛，平安降落。

图　解

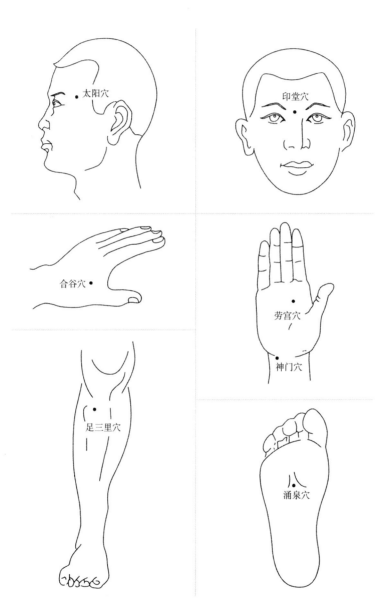

27. 眼睛疼痛

穴位： 印堂穴、睛明穴、瞳子髎穴、四白穴、攒竹穴、丝竹空穴、合谷穴。

方法： 先用毛巾热敷上述穴位五六分钟，然后用药用胶布小方块粘贴，10 小时后取下。

验案： 刘先生整日伏案写作十几小时，导致眼睛疼痛，曾经住过大医院，但疗效不甚理想。用胶布疗法治疗，4 次后明显好转，后来又偶尔贴过，现在又能伏案写作。

图 解

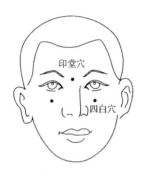

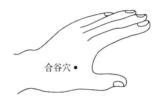

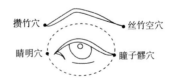

28. 前列腺炎

穴位：印堂穴、涌泉穴、足三里穴、气海穴、关元穴、肾俞穴、三阴交穴、血海穴。

方法：用药用胶布小方块粘贴上述穴位，另在小指三道缝下加贴一道长条块，10 小时后取下。

验案：官先生 2003 年下半年患前列腺炎，2004 年 5 月病情加重，从山东农村来北京某医院就诊，医生只给开了药，疗效不理想。采用胶布疗法治疗，3 次后觉得明显见好，回家后又贴过几次，不仅晚上不再起夜，而且田里的重活儿也能干了。

图 解

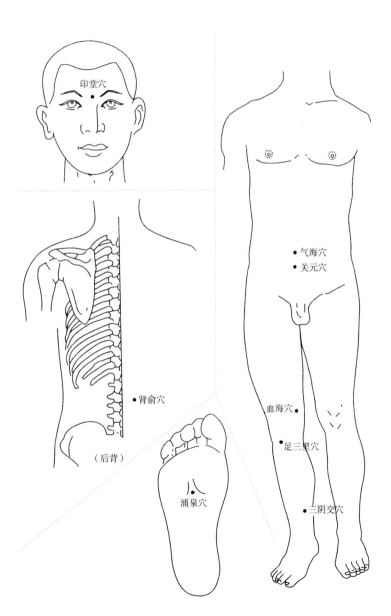

印堂穴

气海穴
关元穴

肾俞穴

（后背）

血海穴

足三里穴

涌泉穴

三阴交穴

29. 脚气

穴位： 十个脚趾尖顶端的气端穴。

方法： 先将小块脱脂棉放到脚趾缝里，再用药用胶布长方块粘贴脚趾尖的气端穴。

验案： 常先生长时间患脚气，久治不愈。用以上疗法治疗，3 次后脚气治愈。

图　解

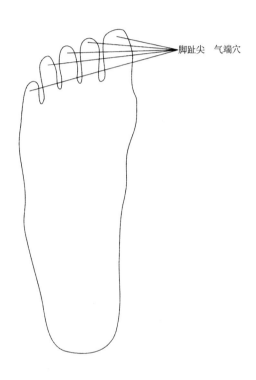

脚趾尖　气端穴

实践循经取穴胶布疗法的心得与案例

　　近年来，我按照于若木先生的"循经取穴胶布疗法"治病原理和方法，在身边和生活环境中进行了若干实践，取得了显著的疗效。在这个过程中，我更加深了对于胶布疗法的感悟和认知。

一、胶布疗法用什么胶布

　　只要是具有活血化瘀、止疼除湿等功效的胶布、止痛膏均可。预先剪成 1 ～ 0.5cm 见方的小方块备用。特殊部位则用特殊形状，如足底反射区需用大一些的胶布，而在手部如四缝穴，则用 0.2cm×1cm 的细条。

　　根据经验，肉色（浅棕色）胶布比白色胶布的效果好，而且用于面部也不十分明显。当然，这类胶布的价格比白色胶布要高一些。

　　刺激性过强的胶布，效果反而不佳。如辣椒风湿膏，当将此膏用于面部等娇嫩部位时，会对皮肤带来较强刺激，甚至疼痛。更为重要的是，胶布疗法的功效取决于药物对于经络、穴位的刺激作用，要求平和而持久。因此，药物对皮肤的过度刺激反而会掩盖了对穴位的刺激，减弱了治疗的效果。胶布疗法所用的胶布，还是以芳香族药物为佳，如麝香膏、云南白药膏、通络祛痛膏（羚锐牌）、狗皮膏等均可。

二、胶布疗法的优点与缺点

胶布疗法的优点在于，简单、便捷、起效快速而明显。对于居家、旅行时经常可能遇到的一些常见病症均可有效缓解。人人可用，时时可用，不会有副作用。

胶布疗法的缺点在于，在人体上存在不适合使用的部位，如在公众场合时不宜在颜面部位实施，在有毛发的部位不能实施，在皮下脂肪肥厚或肌肉发达的部位不适用或使用效果不明显。

三、胶布疗法的有效部位

在全身十二经络和奇经八脉及手、足部的对应反射区，胶布疗法均可使用，但从效果来看则有所不同。

1.头、面部为最有效部位

中医学理论认为，气血自颜面上，营卫荣养五官七窍。头部是"诸阳之会、百脉之宗"。手三阳、足三阳和督脉交会于头部，使得头、面部经络密布。而阳经与阴经、督脉与任脉均有交连。因此，实际上十二经络和任、督两脉可视为全部汇集头、面部。可见，如在头、面部施治，必然能影响到人体全部经脉。还有一点非常重要，在人的头、面部，除了毛发覆盖之处不宜胶贴，其他所有部位均为薄脂肪、薄肌肉，胶贴的药效作用可迅速布达起效，这是全身其他部位均无法比拟的。

2. 手、足部为重要部位

手是手三阴经、手三阳经交会转运之处。

足是足三阴经、足三阳经交会运转之处。

可以说，人的手、足部位均是人的所有内外器官的全息缩影。在人的手、足部密布着丰富的神经末梢和血管末梢，而且人的手、足部亦是薄脂肪、薄肌肉，药力布达快速而准确。在手、足部的胶贴施治中，还有一条优点，手、足部胶贴不影响患者的外观形象，在一天 24 小时和所有场合均可实施，这就保证了疗程不断。因此，手、足部是胶布疗法非常重要的实施部位。

现在，除了中医传统的经络之说以外，又有了手、足反射区的施治理论。这些反射区对应着人体全身的各个器官，但是并不与经络相合，也有着明显的治疗效果。因此，在手、足部的胶布疗法中，还要格外重视反射区的作用。尽管手足反射区的理论是一种假说，没有经过现代解剖学的认定，但它确实存在，疗效也确实存在。

3. 躯干的胸、腹部为显效部位

比起头面部和手足部，人体的躯干和四肢的胶贴疗效相对要差一些。这与经络穴位的密度和脂肪、肌肉的厚度有关。但在躯干的胸、腹部，胶布疗法的疗效还是十分明显的，这可能是因为胸、腹部是人体最敏感的区域之一。如任脉的上脘至中极各穴，足阳明胃经的天枢各穴，以及足少阴肾经各穴等，施治作用快捷明显，是胶布疗法的重点取穴。

至于其他的躯干和四肢穴位，在胶布疗法中也可以作为辅助穴位；或用指按、针刺、火罐等其他医疗手法辅佐，起到相得益彰的效果。

四、胶布疗法的注意事项

1. 胶布疗法是人们居家、旅行时对一些常见病、多发病的对症治疗，以缓解症状、保养身体为主，我们不能奢望完全用胶布疗法去治疗疾病（当然，胶布疗法的确能治愈一些疾病）。有了常见的疾病，我们可以用胶布疗法进行辅助治疗，但是一定不要忽视通过医院或由有资质的医生予以诊治。

2.备用的胶布一定要在密闭容器中保存，不可"走气"。每次施用人体的胶布最长不应超过 24 小时即要更换。而疗程则视效果而定，完全无效，则停止实施；即使有效，也不宜长期使用，要适时中断，如 7 天疗程之后中断 2～3 天，以免产生"穴位疲劳"，反而降低了疗效。

3.使用胶布疗法时，辅以穴位点按是必要的，有事半功倍的功效。一是在胶贴穴位后立即用力点压该穴，以迅速激活穴位或提高穴位的活性，使药性尽快发生作用。二是在胶贴主穴之外，另行点压相应穴位，以辅助、强化疗效。如治疗头痛时，胶贴太阳、印堂诸穴，同时点按百会、神聪、风池等被头发覆盖的大穴，效果十分明显。

4.胶布疗法是以家庭治疗、自我治疗的形式为主，因此我们选择胶贴穴位时，宜精、宜少而不宜多。我们认为，一个从未接触过经络知识的人，能在 2 小时之内掌握或记录若干个穴位，并能知道用法，治疗他（她）所感兴趣、有把握的几种疾病，大概就是适宜的，如头痛、感冒、牙痛、失眠、腹痛、便秘等症状，掌握十数个主穴即可。

5.有些人群是不适合胶布疗法的，如皮肤过敏者、孕妇、皮肤娇嫩的婴幼儿、皮肤病患者，以及一些重症病人。对于这些人群，要禁用、慎用胶布疗法。

五、常见病症的胶布疗法

1. 头痛：头痛是由各种因素引起的，胶布疗法的目的在于减轻疼痛症状，因此不必区分何种头痛，只用一种疗法即可。头痛的病因应由医院或医生诊治。

胶贴主穴：印堂穴、太阳穴。

胶贴辅穴：合谷穴、大陵穴、列缺穴、八邪穴。

点按穴位：百会穴、神聪穴、风池穴。

2. 感冒：感冒有风寒、风热之分，但非医务人员很难区分之。胶布疗法是在感冒初起时，以疏风解表为主，因此对于风寒、风热一样处置。

胶贴主穴：印堂穴、太阳穴、少商穴、鱼际穴、列缺穴、孔最穴、曲池穴。

胶贴辅穴：合谷穴、内关穴、劳宫穴。

点按穴位：百会穴、神聪穴、风池穴。

如有轻微咳嗽，加肺俞穴。如有鼻塞流涕，加迎香穴。

3. 眩晕：眩晕也由多种因素造成，例如高血压、低血压、低血糖、贫血、梅尼埃病，等等。但就中医来讲，不外乎肝肾两虚或气血两虚。因此，胶布疗法也仅是在通行气血上下功夫，根治其病因则一定要通过正规治疗。

胶贴主穴：太阳穴、印堂穴、安眠穴、劳宫穴、涌泉穴。

胶贴辅穴：大椎穴、合谷穴、内关穴、太冲穴。

点按穴位：百会穴、神聪穴、风池穴（点按力度柔和）。

4. **牙病：**以减轻牙痛为要旨，并尽快请牙医治疗。

胶贴主穴：下关穴、颊车穴、阿是穴（即牙痛点）。

胶贴辅穴：合谷穴、四读穴。

上牙痛则增加太阳穴。

5. **鼻炎：**鼻炎亦有慢性鼻炎、伤风鼻炎、过敏性鼻炎、鼻窦炎之分，胶布疗法虽然旨在减轻鼻塞、流涕、喷嚏等鼻炎症状，但是实践证明，胶布疗法对于鼻炎是有治愈和防范效能的。

胶贴主穴：迎香穴、印堂穴、合谷穴。

症状重时：鼻穿穴、四白穴、曲池穴。

头痛重时：太阳穴。

点按穴位：风池穴、睛明穴、攒竹穴。

6. 咽痛：感冒、咽炎、疲劳等，都可引起咽痛和失音。

胶贴主穴：人迎穴、天突穴。

胶贴辅穴：合谷穴、曲池穴、大椎穴。

点按穴位：风池穴。

7. 失眠：胶布疗法对于医治失眠效果明显。

胶贴主穴：安眠穴、印堂穴、太阳穴、十宣穴。

胶贴辅穴：用热水泡手脚后，可在劳宫、涌泉二穴长期使用胶贴。

上述安眠诸穴均可用轻手法进行按摩，效果更佳。

8. 腹痛：这里所针对的腹痛是由肠胃不适引起的。

胶贴主穴：内关穴、中脘穴、天枢穴、四缝穴。

胶贴辅穴：气海穴、关元穴、足三里穴、内庭穴。

如果腹痛较重，可用较大力度点按天枢穴、内庭穴、足三里穴。

9. 痛经：

胶贴主穴：关元穴、气海穴、三阴交穴、子宫穴、血海穴。

胶贴辅穴：合谷穴、劳宫穴、涌泉穴。

疼痛较剧烈时：按摩足部，在涌泉穴和肾反射区（以涌泉穴为中心的足底区域）重点按摩，可有效缓解疼痛。另外在脚跟内、外侧（子宫、生殖腺反射区）按摩也有明显效果。

10. 便秘：起因多为消化不良、肠胃功能差。

胶贴主穴：四缝穴、下脘穴、天枢穴，以及脚底后跟四分之一处。

胶贴辅穴：足三里穴、气海穴。

在足三里和绕脐（神阙）部位按摩。在手部反射区（鱼际部位）和足部反射区（脚心部位）寻找痛点贴较大块胶布并大力度按摩。

11. 宿酒：过量饮酒而至酒醉后的第二天，人的自我感觉是最难受的，主要有头痛、头晕、肠胃不适，此时若在腹部重力按摩容易引起呕吐，而用胶布疗法比较适宜。

胶贴主穴：印堂穴、太阳穴、劳宫穴、合谷穴。

胶贴辅穴：中院穴、下脘穴、天枢穴、涌泉穴。

可在各穴位进行适度按摩。

12. 咳嗽：咳嗽由多种疾病引起，但归根结底是肺经受邪气刺激而致。胶布疗法适合于外感引起的咳嗽，对于"五痨七伤"引起的长期咳嗽气喘奏效不大。

胶贴主穴：天突穴、列缺穴、定喘穴、孔最穴。

胶贴辅穴：肺俞穴、内关穴、膻中穴。

定喘穴在大椎穴旁开 0.5 寸，因此可用 3 ～ 4cm 的胶布条同时覆盖诸穴。

13.腹泻：以消化不良、急性肠胃炎引起的腹泻为主。

胶贴主穴：中脘穴、天枢穴、足三里穴。

胶贴辅穴：内关穴、关元穴、气海穴。

六、案例

孟女士，55 岁，大学校长。有长期过敏性鼻炎史，发时流涕、喷嚏不止，尤其是春秋两季，复发频繁，服药效果不明显，且其中的脱敏药物又影响工作。胶布疗法取穴迎香、印堂、鼻穿，并在合谷、曲池粘贴按摩，通常在 1 小时内即起效。疗程 3 天即可。随发随贴，数次之后，几不复发。

王先生，42 岁，总经理。宿酒，头痛、胃脘不适、精神不振。取穴太阳、印堂、内关、劳宫，以心包经为主，并推拿上述各穴，另加百会、神聪。半小时后症状明显缓解，沏一杯绿茶慢饮，复元。该先生多次宿酒，当有胃脘明显不适时，增加上脘、中脘、天枢诸穴。但这些穴位容易引起倒酒，可待呕吐后继续治疗。

李女士，35岁，公司财务经理。腹痛。是为腹部受寒引起，绞痛，腹泻。取穴内关、中脘、天枢、气海、内庭、足三里。还在内关、足三里大力度点按，按摩足底反应区。数分钟后，腹痛明显减轻，腹泻停止。

唐先生，36岁，公司服务经理。出差途中，火车软卧厢房内温度较高，在车厢过道上受凉引起头痛。判断此为外感邪风，内热上犯，引起气血逆乱而致。取穴印堂、太阳、合谷。胶贴后，在能承受的程度下重力按摩，并配合按摩百会、风池、上星诸穴。施治后，头痛明显缓解，随后入睡，次日再无症状。

宋女士，33岁，市场部经理。习惯性痛经。肾虚所致，取穴关元、三阴交、劳宫、涌泉、合谷、气海，同时配合足部热疗和按摩。在预计痛经前两天即开始胶布疗法，工作、饮食、起居也要注意卫生，不复痛经矣。

刘先生，42岁，银行行长。牙痛。该先生因工作性质，应酬颇多，过度饮酒，饮食亦过度油腻，使得胃中热盛，再加风火引动，形成风热牙痛。先使其到牙医处检查，看有无炎症，如有，必先消炎。再行胶布疗法，取穴手部牙痛、合谷，颜面部下关、颊车，按摩太阳、风池、四渎，并教其自行治疗，效果明显。

李女士，68岁，退休干部。经常失眠，应为年老体虚所致，取穴十宣、太阳、印堂、安眠（耳后奇穴）、劳宫、涌泉，睡前用热水泡脚，辅以轻柔按摩头部和足部，效果甚佳。

张先生，55岁，董事长。无名头痛。该先生乘飞机时因飞机下降引起强烈头痛，痛点不固定，或左或右，在眉弓及周围区域，呈剧烈灼烧样痛，以至于不敢再乘飞机。经分析，此症属于飞机下降机舱减压引起局部血管痉挛所致，一两次后又形成心理压力和恶性循环。采取预防性对症治疗。在飞机下降之先，胶贴印堂、太阳、合谷、劳宫诸穴，以及疼痛可能出现的眉弓附近，1次即见效。以后该先生再乘飞机时都如法炮制，均获疗效。到后来，胶贴穴位减到只贴印堂、太阳穴即可。但有1次忘了带胶布，无法施治，头痛遂复发。

撰文／张超

附录一
循经取穴胶布疗法常用穴位及其主治表

（穴位名注有＊符号，表示位于身体中心线上，只有一个穴位；穴位名注有＊＊符号，表示位于身体左右对称位置，有两个穴位）

穴位名	位置	主治
迎香穴＊＊	鼻翼旁 0.5 寸，鼻唇沟中	鼻炎、鼻塞、口眼歪斜
太阳穴＊＊	眼睛旁边，眉梢与目外眦之间向后约 1 寸处凹陷中	感冒、头痛、眼疾、牙痛、三叉神经痛
劳宫穴＊＊	手掌心横纹中，第二、三掌骨之间，握拳时中指与无名指之间隙处点到的掌心处	中风昏迷、心绞痛、心悸、中暑、口疮
印堂穴＊	额头部两眉间正中点	感冒、头痛、鼻炎、失眠
少商穴＊＊	拇指桡侧，指甲角旁约 0.1 寸处	中风、咽痛、发热、喉痹
鱼际穴＊＊	手掌第一掌骨中点，赤白肉际处	咳嗽、咽喉肿痛
列缺穴＊＊	两手虎口交叉，食指尖端所指凹陷处	咳嗽、气急、头顶强痛、牙痛
孔最穴＊＊	尺泽穴与太渊穴连线上，腕横纹上 7 寸处	咳嗽、咯血、失音、咽喉痛、肘臂痛

穴位名	位置	主治
曲池穴**	手肘弯曲，横纹外端凹陷处	发热、高血压、肘痛、上肢瘫痪
中府穴**	在胸前壁外上方，前正中线旁开6寸，平第1肋间隙处	咳嗽、胸闷、肩背痛
天突穴*	项部前面中央部位，胸骨上窝正中处	喘咳、咯痰不畅
肺俞穴*	背部第三胸椎棘突起下方外侧1.5寸处	咳嗽反复发作、胸闷、背肌劳损
合谷穴**	手背面拇指与食指分叉之间，虎口纹头上第一、二掌骨之间	头痛、牙痛、喉痛、发热、臂痛
神门穴**	腕关节边端，手心向上，腕关节弯曲会形成横皱纹，其侧端靠小拇指侧略凹下处	心肋痛、心烦、失眠、惊悸
涌泉穴**	脚底，足心前1/3的凹陷处	头痛、偏头痛、高血压
足三里穴**	膝盖髌骨下外侧凹陷犊鼻穴下3寸处，膝眼下四横指处，胫骨前脊外一横指处	腹痛、腹泻、便秘、高血压、头痛
四缝穴**	第二、三、四、五手指掌面，近端指关节横纹中点	小儿疳、胃痛、百日咳
中脘穴*	肚脐上正中线4寸处	胃痛、腹胀、呕吐、消化不良

穴位名	位置	主治
膻中穴 *	胸前正中线上，两乳头之间，平第 4 肋间隙处	喘咳、噎嗝、胸痛、胸闷
内关穴 **	仰掌，在腕横纹上 2 寸两筋之间	呕吐、心悸、腰痛
百劳穴 *	背部大椎穴上 2 寸，旁开 1 寸处	急性咽喉炎
大杼穴 *	背部第一胸椎下、脊 1.5 寸处	过敏性鼻炎、肩周炎、膝关节炎
风门穴 *	背部第二胸椎下方，外侧 1.5 寸处	伤风、鼻炎、咳嗽、腰背痛
膏肓穴 *	背部第四胸椎下、去脊旁开 3 寸处	鼻炎、支气管炎、神经衰弱
脾俞穴 *	背部第十一胸椎下、脊旁开 1.5 寸处	脾虚、消化不良、腹胀
肾俞穴 *	腰部第二腰椎下、去脊旁开 1.5 寸处	肾虚腰痛
太冲穴 **	足背第一、二趾骨底之间骨缝凹陷中	头痛、眩晕、高血压
商阳穴 **	食指指甲根部之内侧	中风昏迷、疟腮、牙、咽、鼻、耳肿痛
颊车穴 **	下颌角前上方一横指凹陷中，咀嚼时咬肌的隆起处	牙痛、颊肿
神阙穴 *	肚脐窝的正中间	中暑、腹痛、泄泻
天枢穴 *	肚脐旁 2 寸处	呕吐、肠鸣腹泻、脾胃不合

穴位名	位置	主治
气海穴 *	肚脐下 1.5 寸处	肚痛、肝郁腹痛、遗尿、正气不足
关元穴 *	肚脐下 3 寸处	痛经、泄痢、遗尿、腹痛、解郁开窍
承浆穴 *	嘴唇下颏唇沟的中间点	口舌生疮、牙痛、口眼歪斜
十宣穴 **	十个手指尖端距指甲 0.1 寸处	失眠、昏厥
人迎穴 *	喉结旁开 1.5 寸处	神经衰弱、项肿、气闷
复溜穴 **	小腿内踝上 2 寸处	水肿、腰脊痛、腿肿、盗汗
心俞穴 *	背部第五胸椎下、旁开 1.5 寸处	失眠、心悸、解郁祛痰
照海穴 **	内踝高点正下缘凹陷处	便秘、咽干、月经不调
听会穴 **	耳屏前切迹前，下颌髁状突的后缘，张口有孔	耳鸣、耳聋、腮肿
中渚穴 **	握拳在第四、五掌骨小头后缘之间凹陷中	偏头痛、肘臂痛、耳鸣
侠溪穴 **	足背第四、五趾间的缝纹端处	头痛、耳鸣、胸肋支满
阳池穴 **	腕背横纹上，指总伸肌腱尺侧凹陷中	手腕痛、肩背痛
阳溪穴 **	手腕横纹桡侧，两筋之间	手腕痛、耳鸣、目赤

穴位名	位置	主治
尺泽穴 **	微屈时，肘横纹中，肱二头肌腱桡侧凹陷中	肘臂挛痛、胸肋胀满
太渊穴 **	手掌后桡侧横纹头处	肩痛引胸、手腕痛、咳嗽、咽喉痛
曲泽穴 **	肘微屈，肘横纹中，肱二头肌腱尺侧缘	手腕、肘臂酸痛，不时颤抖
少海穴 **	肘窝横纹内端，即肘端前内侧	两臂顽麻、肘痉挛
小海穴 **	屈肘，当尺骨鹰嘴与肱骨内上髁之间凹陷处	肘、臂、肩及尺骨神经痛
臂臑穴 **	臂外侧，当曲池穴与肩髃穴连线上，三角肌止点处，曲池穴上 7 寸处	肩臂疼痛、上肢痿痹、目疾
手三里穴 **	手臂背面，肘关节横纹靠拇指侧外端往手指方向 2 寸处	肘挛、屈伸不利、手臂麻木酸痛
天柱穴 *	后发际正中直上 0.5 寸（哑门穴），旁开 1.3 寸，当斜方肌外缘凹陷中	头痛、颈强、肩背痛、鼻塞
肩井穴 **	肩上，大椎穴与肩峰连线的中点	项强、肩背痛、手臂上举不便
悬钟穴 **	足外踝尖上 3 寸（即外踝尖上四横指处），腓骨前缘	头项强痛、半身不遂、下肢酸痛
后溪穴 **	握拳小手指关节后远侧横纹头赤白肉处	头项强痛、肘臂挛痛

穴位名	位置	主治
云门穴**	在胸前壁外上方，肩胛骨喙突上方，前正中线旁开6寸，锁骨下窝凹陷处	肩周炎、咳逆、扁桃腺炎
天容穴**	下颌角后，胸锁乳突肌前缘凹陷处	肩肿、项痛、耳鸣、咽痛
秉风穴**	在肩胛骨冈上窝中点，天宗直上，举臂时有凹陷中	肩胛疼痛、不能举臂、上肢麻酸
血海穴**	屈膝，在髌骨内上缘上2寸，当股四头肌内侧头的隆起处	膝痛、月经不调
梁丘穴**	屈膝，在髂前上棘与髌骨外上缘连线上，髌骨外上缘上2寸	膝痛、麻痹
委中穴**	在膝腘窝正中点	腰膝痛、半身不遂、膝不得伸
承山穴**	小腿后部腓肠肌两腹之间凹陷顶端	腰腿痛、背痛、腿肚转筋
昆仑穴**	外踝尖与跟腱之间凹陷中点	腰骶骨病、外踝肿痛扭伤
命门穴*	腰部第二腰椎棘突起下方	腰脊疼痛
大肠俞穴*	腰部第四腰椎棘突下，旁开1.5寸	腰腿痛、腰肌劳损、肠炎
兑端穴*	上嘴唇尖端处，即人中穴之下	养阴清胃热、口舌生疮、定惊止痛、口臭

穴位名	位置	主治
地仓穴**	嘴角旁 0.4 寸处，上直瞳孔	调和气血、散风邪、面瘫、口舌生疮、嘴歪、打嗝儿
三阴交穴**	内踝上 3 寸处，胫骨内侧面后缘	男女生殖器疾病、梦泄、经痛、子宫出血、遗尿、前列腺炎
四白穴**	瞳孔直下，当眶下孔凹陷中	口眼歪斜、头痛、眩晕、目赤痛痒
睛明穴**	目内眦旁 0.1 寸处（即内眼角）	祛风、明目、流泪、夜盲、青盲、色盲
瞳子髎穴**	目外眦旁 0.5 寸处，眶骨外侧缘凹陷中	头痛、目赤痛、目翳、青盲
攒竹穴**	眉头凹陷中，约在目内眦直上	头痛、失眠、眉骨痛、目赤痛
率谷穴**	耳尖直上，入发际 1.5 寸处	偏头痛、烦颠、呕吐、小儿惊风
丝竹空穴**	眉梢处凹陷中	头痛、目赤痛、目昏花、眼睑痛、面瘫
牙痛穴**	手掌面第三、四掌骨之间（即中指与无名指缝纹之上），距离掌横纹 1 寸处，系近年发现的新穴位	消肿止痛、治牙痛
犊鼻穴**	髌骨下缘，髌骨韧带外侧凹陷处	膝关节酸痛
大椎穴*	第七颈椎棘突下	感冒、发热、落枕

穴位名	位置	主治
肩髃穴**	肩峰前下方，举肩时呈凹陷处	肩膊痛、肩关节活动障碍、偏瘫
四神聪穴**	百会穴上下左右一寸处，共四穴	头痛、感冒、眩晕
四渎穴**	尺骨鹰嘴下5寸，尺桡骨之间	牙痛
鼻穿穴**	迎香穴上方0.2寸	鼻炎
安眠穴**	耳下缘后凹陷处	失眠
子宫穴*	脐下4寸中极穴旁开3寸	痛经
定喘穴*	大椎穴旁开0.5寸	咳嗽
阿是穴	病症痛点	相关病症
八邪穴**	在手背侧，微握拳，第1至第5指间，指蹼缘后方赤白肉际处，左右共8穴	头风牙痛、鹅掌风、烦热眼痛、手臂红肿、手指痛麻

附录二
人体各部穴位及主治病症图解

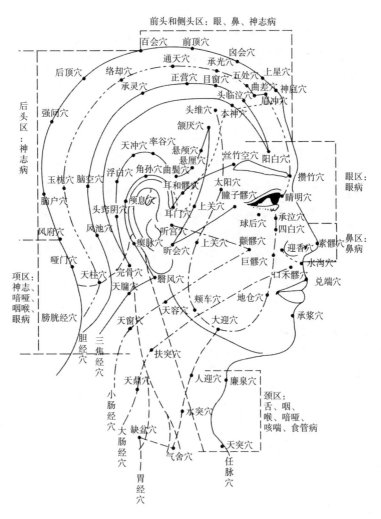

图 1　头面颈部穴位与主治

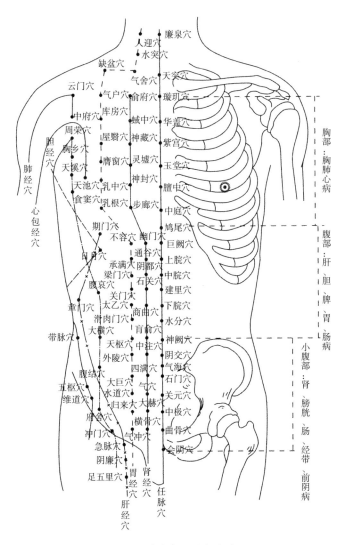

图 2　胸腹部穴位与主治

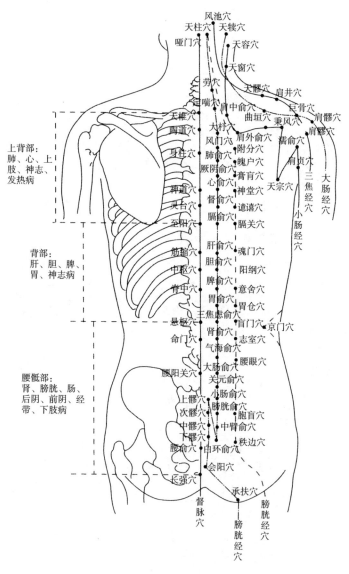

图 3　背腰部穴位与主治

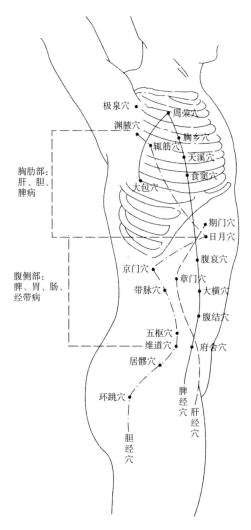

胸肋部：
肝、胆、
脾病

腹侧部：
脾、胃、肠、
经带病

极泉穴
周荣穴
渊腋穴
胸乡穴
辄筋穴
天溪穴
食窦穴
大包穴
期门穴
日月穴
腹哀穴
京门穴
章门穴
带脉穴
大横穴
腹结穴
五枢穴
维道穴
府舍穴
居髎穴
环跳穴
脾经穴
肝经穴
胆经穴

图 4　胸肋侧腹部穴位与主治

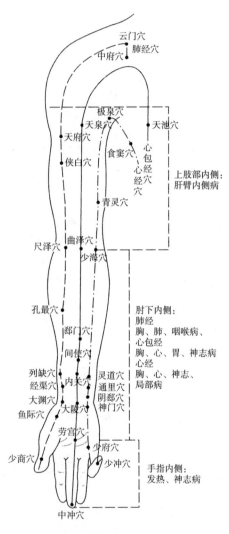

图 5 上肢部内侧穴位与主治

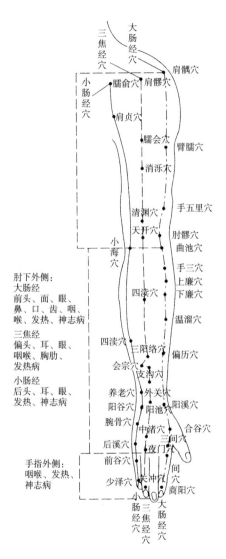

大肠经穴
三焦经穴
小肠经穴
膈俞穴
肩髃穴
肩髎穴
肩贞穴
臑会穴
臂臑穴
消泺穴
手五里穴
清渊穴
天井穴
肘髎穴
曲池穴
小海穴
手三穴
上廉穴
下廉穴
四渎穴
温溜穴

肘下外侧：
大肠经
前头、面、眼、
鼻、口、齿、咽
喉、发热、神志病
三焦经
偏头、耳、眼、
咽喉、胸肋、
发热病
小肠经
后头、耳、眼、
发热、神志病

四渎穴
三阳络穴
偏历穴
会宗穴
支沟穴
养老穴
外关穴
阳谷穴
阳池穴
阳溪穴
腕骨穴
中渚穴
合谷穴
后溪穴
液门穴
三间穴

手指外侧：
咽喉、发热、
神志病

前谷穴
关冲穴
间穴
少泽穴
商阳穴
小肠经穴
三焦经穴
大肠经穴

图 6　上肢部外侧穴位与主治

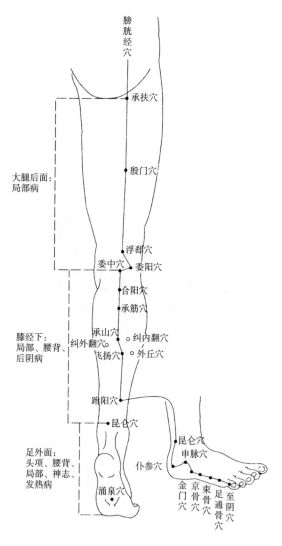

图 7　下肢部背面穴位与主治

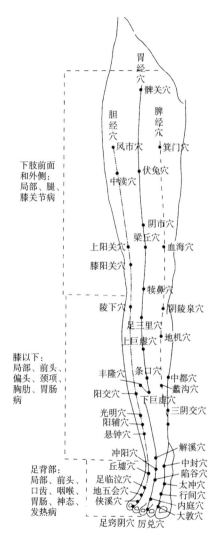

图 8　下肢部前面穴位与主治

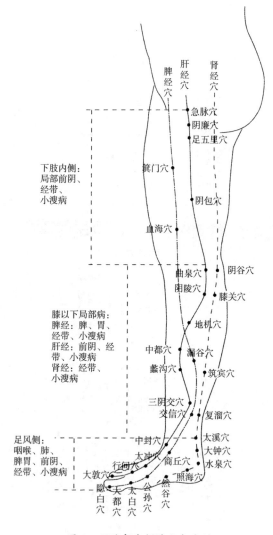

图 9　下肢部内侧腧穴与主治

医开讲 App

扫描二维码下载"医开讲 App"，
免费学习十二经脉和奇经八脉相关的AR资源。

苹果 iOS 端

安卓端

参考文献

［1］祝总骧，刘桂华.祝总骧三二一经络锻炼法［M］.北京：北京体育大学出版社，2001.

［2］刘建新，倪如宽.百岁不是梦［M］.北京：同心出版社，1994.

［3］马秀棠.中国医用点穴学［M］.西安：陕西科学技术出版社，2003.

［4］程爵棠，程功文.穴位贴敷治百病［M］.北京：人民军医出版社，2004.

［5］周仲瑜，赵焰.敷贴疗法［M］.武汉：湖北科学技术出版社，2004.

［6］赵玉玲.手到病除：看图按摩妙法［M］.北京：中国建材工业出版社，1994.